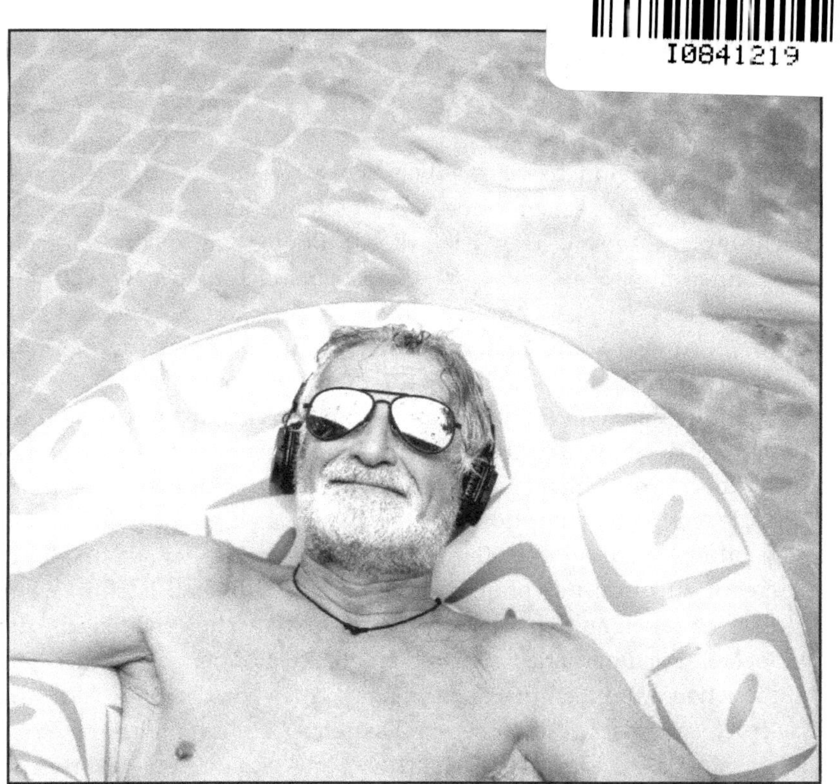

Die meisten Senioren lieben Rätsel- und Ratespiele, denn diese meist zwanglosen Aufgaben sorgen bei vielen Bewohnern für eine angenehme Abwechslung vom alltäglichen Tagesablauf. Besonders durch altersgerechte, seniorenfreundliche Quizfragen können Sie als Betreuungskräfte bzw. Alltagsbegleiter/-innen Ihre Bewohner geistig aktivieren und sie auf diese Weise kurzzeitig aus dem sich ständig wiederholenden Alltagstrott herauslotsen. Gestalten Sie einfach mit Hilfe dieses kleinen und preisgünstigen Wortsuchrätselheftes eine lustige und abwechslungsreiche Gedächtnistrainingseinheit für Ihre Bewohner und regen Sie somit Ihre Teilnehmer zum Nachdenken und Mitmachen an.

Arbeitshinweis

Einige Fragen sind bewusst etwas schwerer, um auch geistig fitte Personen anzusprechen oder die Rateteilnehmer in eine falsche Richtung zu lotsen. Das Ziel dieser Fragen ist nicht, dass die Bewohner alle Lösungen sofort wissen oder sich überfordert fühlen, sondern dass der gesuchte Begriff, durch „mehrere" Fragen erkannt wird. Es ist also völlig egal, ob man auf einzelne Fragen immer eine Antwort parat hat. Es kommt auf die Kombinationsfähigkeit der Teilnehmer an. Als verantwortungsvolle Betreuungskraft sollten Sie daher vor der Nutzung dieses Heftes überlegen, ob Ihre Teilnehmer noch die notwendigen geistigen kognitiven Fähigkeiten besitzen, um die gesuchte Hauptlösung überhaupt zu finden. Nehmen Sie sich bitte unbedingt die Zeit, und überlegen Sie genau, ob dieses Angebot zu Ihren Bewohnern passt. Es ist völliger Blödsinn, wenn Sie diese Fragen an demenziell veränderte Menschen richten, die der Fragestellung überhaupt nicht mehr folgen können und schon mit alltäglichen Aufgaben überfordert sind. Auch für Personen, die zum Beispiel in einer geschlossenen Demenz-Abteilung eines Heimes leben, sind diese Fragen viel zu schwer und erzeugen mehr Frust als Freude. Sollten Sie also auf einer solchen Abteilung arbeiten, nutzen Sie das Angebot bitte nicht. Natürlich ist uns klar, dass dies den meisten Anwendern bewusst ist, leider haben wir jedoch in der Testphase zu diesem Buch feststellen müssen, dass es auch in der Betreuung „Spezialisten" gibt, denen das völlig egal ist. Also noch einmal ausdrücklich: Dieses Heft ist für Bewohner geeignet mit Pflegegrad 1 bis 3, aber nicht für jeden Bewohner mit Pflegegrad 1 bis 3, denn es gibt immer wieder Ausnahmen. Achten Sie daher unbedingt auf die individuell vorhandenen Fähigkeiten und nutzen Sie das Arbeitsmaterial nicht unüberlegt.

Danke schön.

AktivierungsCoach.de präsentiert:

Umschreibung Urlaubszeit

Wortsuchrätsel für Senioren
Band 8

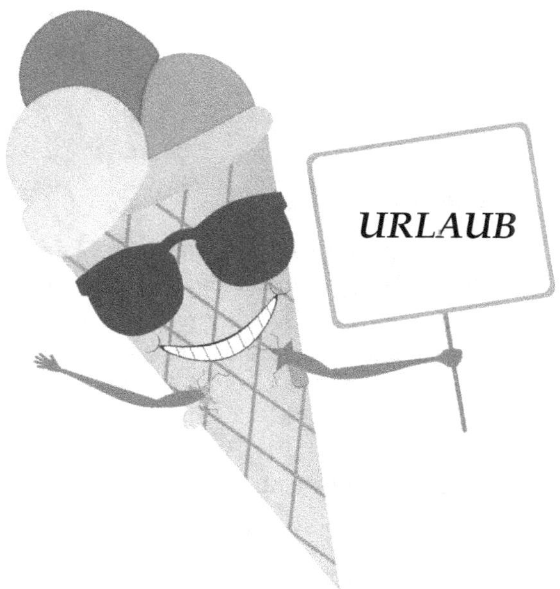

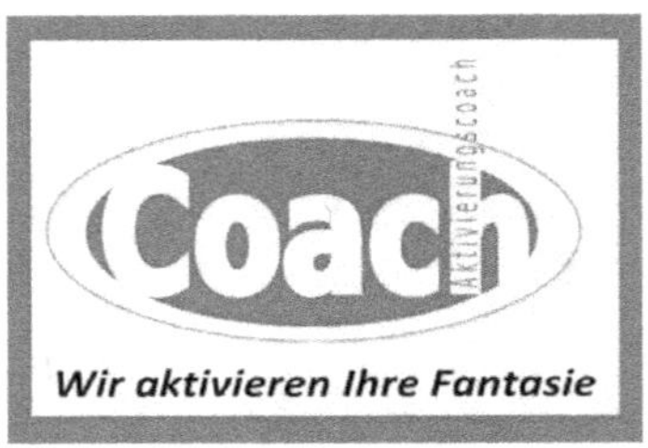

1.Auflage
Vollständige Taschenbuchausgabe

So funktioniert das Beschäftigungsangebot

In dieser Aufgabe geht es nun darum, Begriffe zum Thema „Urlaubszeit" zu erraten. Dazu lesen Sie bitte Ihren Bewohnern nach und nach die 6 Hinweissätze vor. Nach jedem Hinweissatz sollen die Bewohner versuchen, den gesuchten Begriff zu erraten. Geben Sie Ihren Teilnehmern dafür bitte immer genügend Zeit. Finden Ihre Gruppenteilnehmer die gesuchte Lösung nicht, wiederholen Sie den bereits vorgelesenen Hinweissatz noch einmal und ergänzen Sie diesen mit einem weiteren neuen Hinweissatz. Dies geht solange weiter, bis Ihre Teilnehmer anhand der Umschreibungssätze den gesuchten Begriff letztendlich erraten haben oder es keinen weiteren Hinweissatz mehr gibt. Erklären Sie vor dem Vorlesen Ihren Bewohnern bitte wieder die Aufgabe mit Ihren eigenen Worten oder nutzen Sie bitte den vorformulierten Vorlesetext:

Mustertext zum Vorlesen

Diese Aufgabe ist eine Rateaufgabe. Es geht darum, anhand von Umschreibungssätzen zu erraten, was für ein Suchbegriff gesucht wird. Natürlich hat die Lösung wieder mehr oder weniger mit unserem heutigen Thema zu tun. Das da lautet?… (Warten Sie auf eine Rückantwort Ihrer Bewohner) …Urlaubszeit. Lassen Sie uns nun, mit dem ersten Begriff beginnen.

Was könnte das sein? 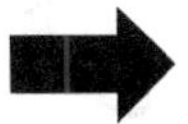

Gesucht wird ein spezielles Dokument, das mehrmals im Jahr Verwendung findet.

Das gesuchte Dokument kann manchmal nicht zu jeder Zeit verwendet werden.

In manchen Unternehmen ersetzt eine mündliche Absprache dieses Formular.

Nur in dringenden Krisensituationen kann es vom Arbeitgeber widerrufen werden.

Für Angestellte ist dieses Formular eine Freude.

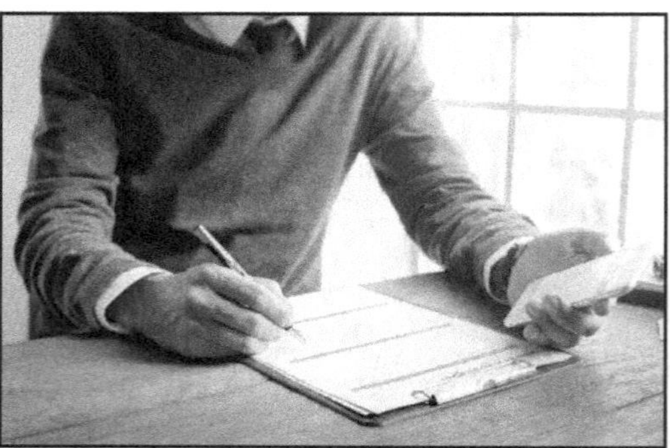

Wer Ferien machen möchte, sollte dieses Dokument rechtzeitig einreichen.

Der gesuchte Begriff lautet:

„Urlaubsantrag"

Sogar ein Uomo Universale (Gelehrter mit ungewöhnlich vielseitigen Kenntnissen) aus dem 15./16. Jahrhundert visionierte diese Maschine.

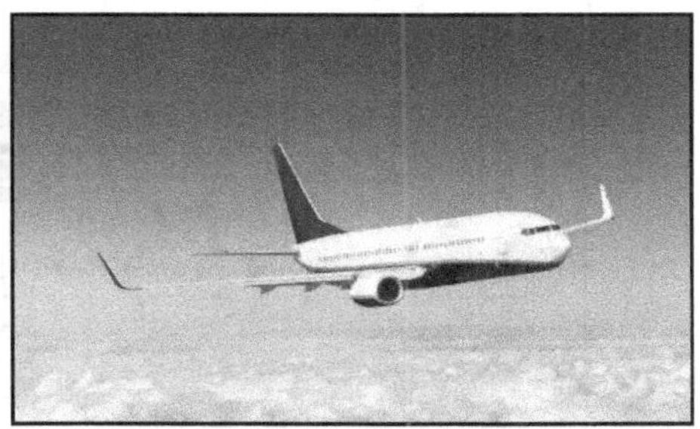

Einige Menschen fürchten sich vor ihrer Benutzung und haben körperliche Beschwerden.

Die Maschine kann etliche Privatpersonen in wenigen Stunden in weit entfernte Länder transportieren.

Gesucht wird ein kleiner, modischer Gegenstand, den es in vielen Ausführungen gibt.

Das gesuchte Accessoire wird von diversen Helden und Antihelden aus Krimifilmen verwendet.

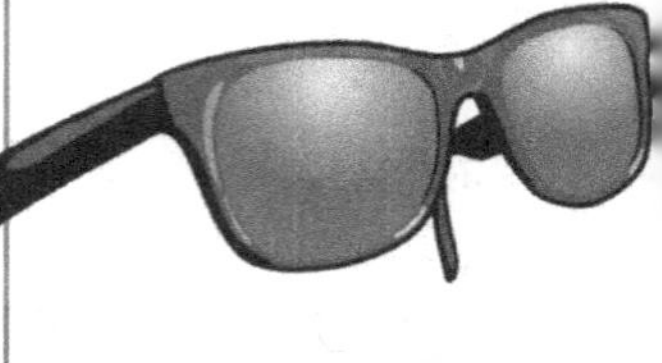

Es gibt den Gegenstand kombiniert aus Plastik, Metall oder Glas.

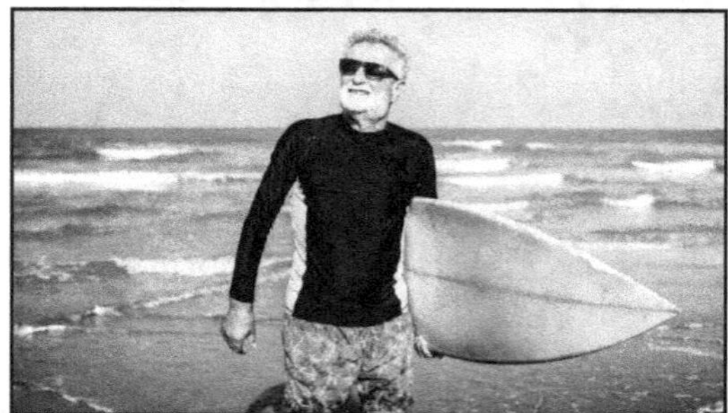

Das Accessoire hat heutzutage Eigenschaften, um UV-Strahlung zu absorbieren.

Für den Schlagersänger Heino wurde dieser Gegenstand zum Markenzeichen.

Der gesuchte Gegenstand wird auch von lichtempfindlichen Personen oft genutzt.

Der gesuchte Begriff lautet:

„Sonnenbrille"

Der gesuchte Begriff umschreibt ein
nützliches Hilfsmittel im Urlaub, das nicht materiell ist.

Jeder Reisende sollte es
haben, wird es aber oft nicht benötigen.

Nach sechs Wochen ist es
unbrauchbar,
doch der Zeitraum kann
verlängert werden.

Auch Kreditkarten-
unternehmen und der
ADAC bieten dieses
Hilfsmittel an.

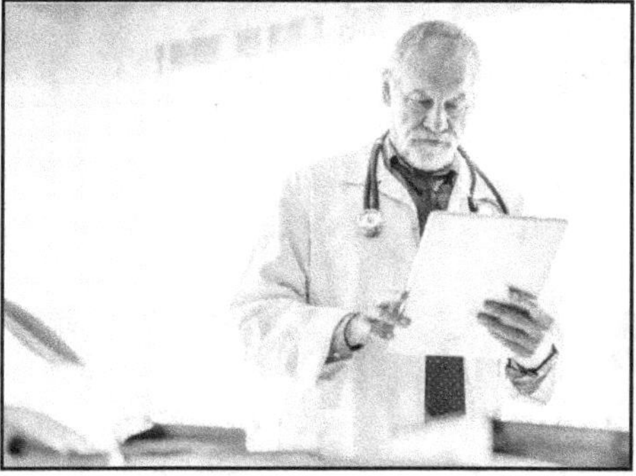

Früher
wurde ein
spezieller Schein
benötigt, um
dieses Hilfsmittel
auf Reisen
verwenden zu
können.

Die gesuchte Sache wird in der Regel
bei einer Krankenkasse beantragt.

Der gesuchte Begriff lautet:
„Auslandskrankenversicherung"

Jedes Hotel verfügt über diesen Ort und jeder Gast wird ihn mehrmals besuchen.

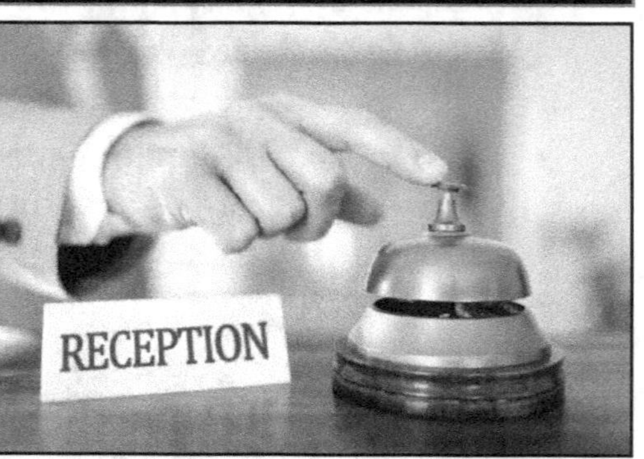

An dem gesuchten Ort befinden sich oft Computer und viele Informationen.

An diesem Ort wird der Gast in jedem Hotel begrüßt und erhält die Zimmerschlüssel.

Gesucht wird ein Zeitvertreib, der auch in Deutschland überaus beliebt ist.

Dieses Hobby gibt es in verschiedenen Schwierigkeitsstufen.

Der gesuchte Zeitvertreib lässt sich überall ausüben, doch bevorzugt wird die Natur.

Das gesuchte Urlaubsabenteuer ist gesund für den Körper und wird von Ärzten empfohlen.

Die meisten Personen bevorzugen für dieses Hobby ausgewiesene Wege in den Bergen.

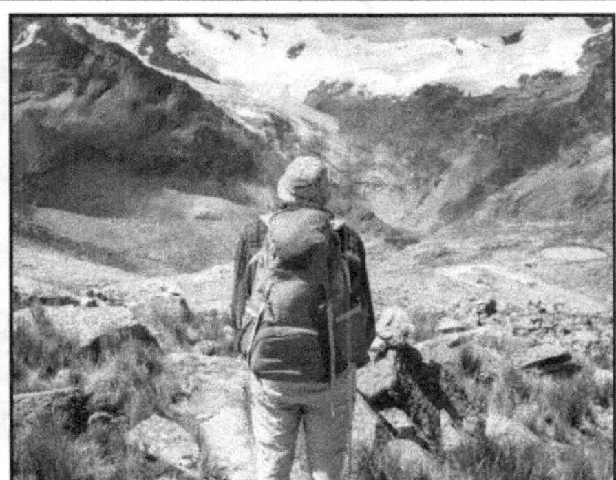

Für dieses Hobby sollte man sich mit Proviant in einem Rucksack, stabilem Schuhwerk und wetterfester Kleidung vorbereiten.

Der gesuchte Begriff lautet:

„Wanderurlaub"

Gesucht wird etwas, das von Menschenhand gebaut wurde, um vielen Personen zu beherbergen.

An diesem Ort gibt es nicht nur Schlafmöglichkeiten, sondern auch Restaurants, Geschäfte, Theater und Wellnessbereiche.

Um an diesem Ort Gäste empfangen zu können, wird viel Personal benötigt und das Personal darf sogar mitreisen.

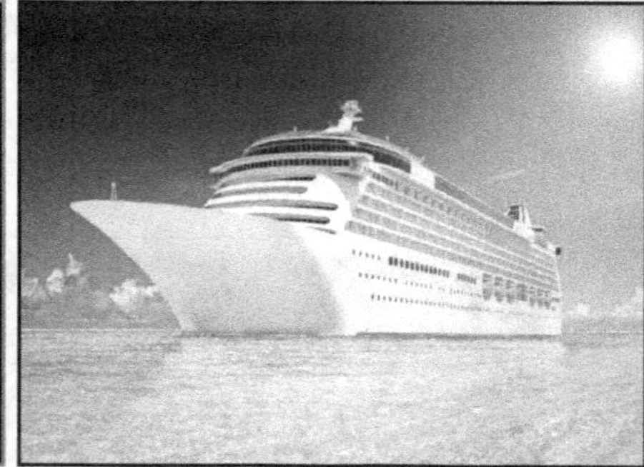

Dieser Ort ermöglicht Urlaubern das Bereisen vieler Länder.

Der Chef dieses Ortes hat die Erlaubnis, Paare an diesem Ort zu trauen, obwohl er kein Geistlicher ist.

Der gesuchte Ort ist eine Maschine, die auch als reisende Stadt auf dem Meer bezeichnet wird.

Der gesuchte Begriff lautet:

„Kreuzfahrtschiff"

Dieser Beruf wird auch auf Kreuzfahrt-schiffen und in Hotels ausgeübt.

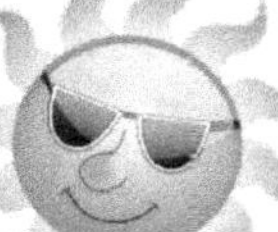

Diese Tätigkeit wird meist von jüngeren Menschen ausgeübt.

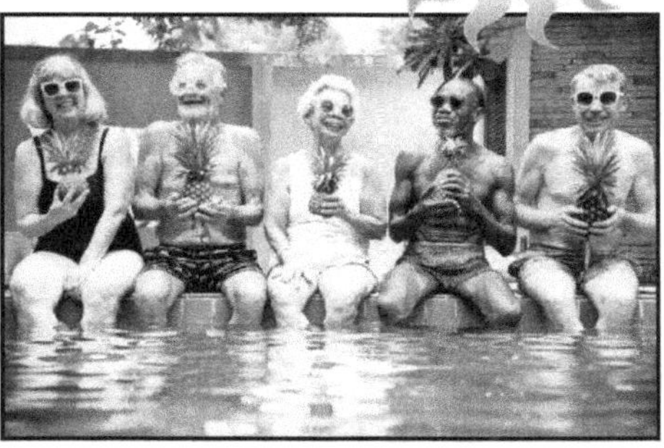

Die Aufgabe der gesuchten Person ist facettenreich, weil die Interessen vieler Menschen angesprochen werden.

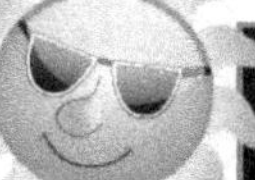

Auch Clowns im Zirkus üben diese Tätigkeit aus.

Wer diesen Beruf ausübt, motiviert Urlauber, bringt sie zum Lachen und unterhält sie mit sich selbst.

Der gesuchte Begriff lautet:

„Animateur"

Der gesuchte Begriff umschreibt eine Abgabe in bestimmten Urlaubsregionen, die schon im Jahr 1507 in Baden-Baden verlangt wurde.

Diese Abgabe wird meistens nicht pro Nacht, sondern pro anwesenden Tag in der Region berechnet.

Die Gebühr wird im Hotel oder Ferienhaus bezahlt und an die Gemeinde weitergeleitet.

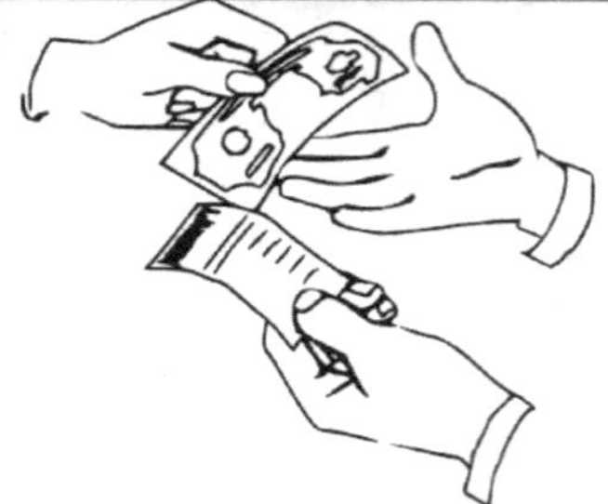

Mit dieser Gebühr werden Touristenattraktionen instandgehalten und finanziert.

Mit Bezahlen der Gebühr erhalten Touristen Freifahrtscheine für öffentliche Verkehrsmittel, vergünstigten Eintritt und Rabatte.

Die gesuchte Abgabe wird vor allem in Kurorten veranschlagt.

Der gesuchte Begriff lautet:

„Kurtaxe (Ortstaxe)"

Die Urform dieses Gerätes gab es ab Anfang des 19. Jahrhunderts, war aber noch sehr langsam.

Licht ist ein wesentlicher Bestandteil, um das Gerät verwenden zu können.

Heute werden keine Filmrollen mehr benötigt, um diesen Gegenstand zu verwenden.

Der gesuchte Gegenstand ist zu einem karikativen Markenzeichen asiatischer Touristen geworden.

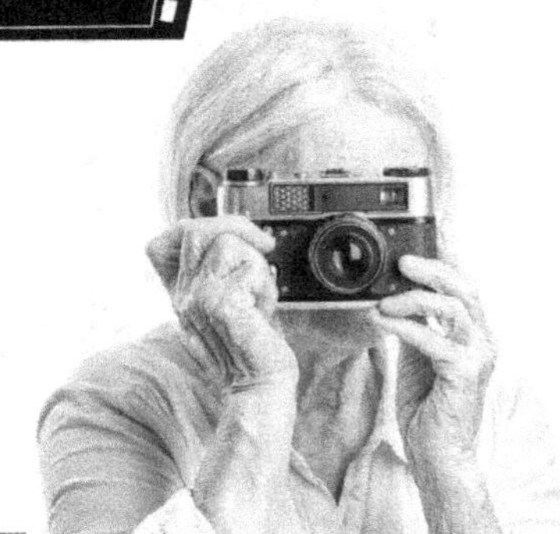

Mit diesem Gegenstand lassen sich Urlaubserinnerungen für die Ewigkeit konservieren.

Der gesuchte Begriff
bezeichnet eine spezielle Art von Urlaub.

Diese gesuchte Urlaubs-
art erlaubt keine große
Vorbereitungszeit.

Der Preis der Reise ist
günstiger als bei früheren
Buchungen zum selben

Zumeist betrifft diese Art von Reise Flugtickets und
Hotelaufenthalte.

Es ist nicht
garantiert, dass
das
gewünschte
Urlaubsziel in
jedem Fall
kurzfristig
erreicht
werden kann

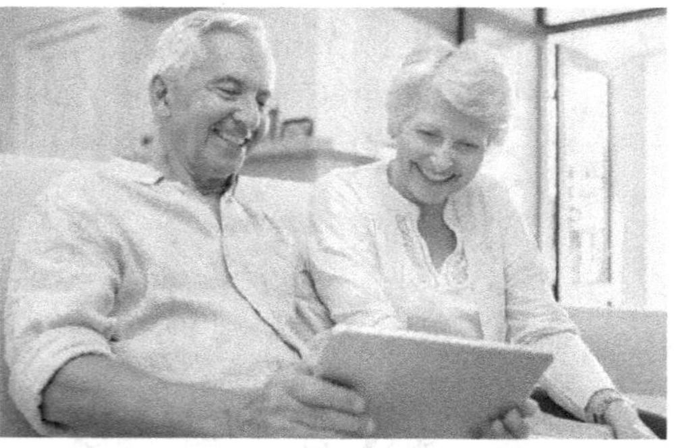

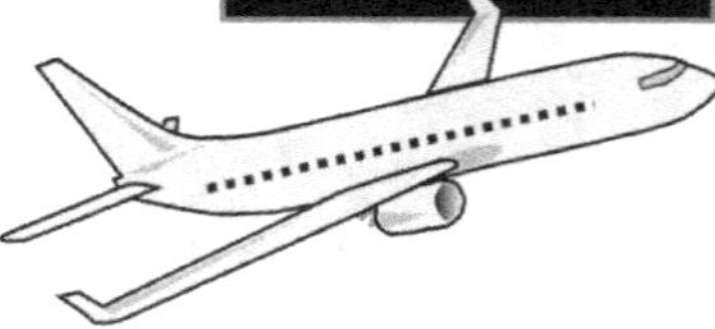

In der Regel wird diese Art zu
Reisen angeboten, wenn Plätze im
Flugzeug kurz vor dem Abflug
unbelegt sind.

Der gesuchte Begriff lautet:

„Last-Minute-Reise"

Die erste Version dieses Gegenstandes kann in der Hand gehalten werden und war schon im alten Ägypten bekannt.

Die zweite Version wird heutzutage eher verwendet und kann selbst mitgebracht oder bereitgestellt genutzt werden.

Die dritte Version wird von Gastronomie-betrieben verwendet, um den Gästen ein angenehmes Plätzchen im Garten zu bieten.

Der gesuchte Gegenstand ist oftmals nicht wasserfest.

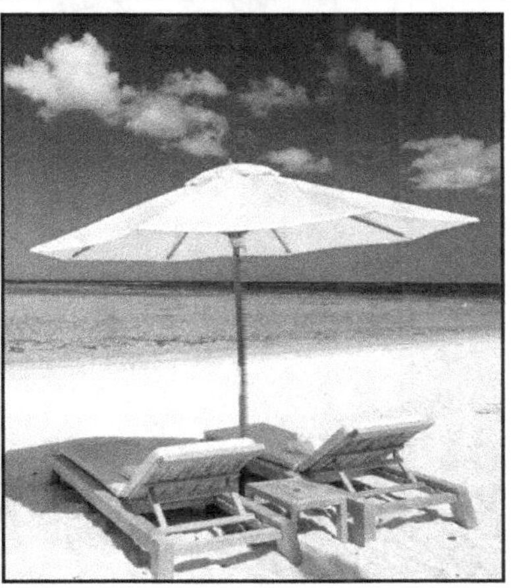

Alle drei Versionen dieses Gegenstands spenden wohltuenden Schatten, wenn es heiß ist.

Der gesuchte Begriff lautet:

„Sonnenschirm"

Dieser Ort begeistert Menschen jedes Alters,
doch vor allem Familien mit Kindern
oder Schulklassen reisen dorthin.

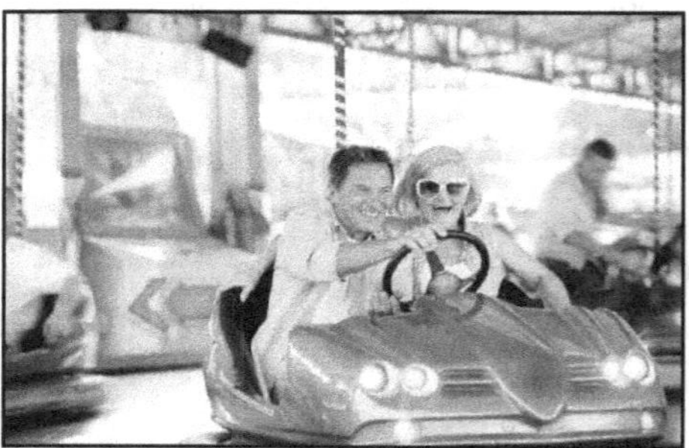

Der gesuchte Ort ist derart groß, dass ein Tagesausflug
dorthin geplant werden sollte.

An diesem Ort werden Märchen und Geschichten
Wirklichkeit.

An diesem Ort gibt es viele
Achterbahnen, Fahrgeschäfte und Souvenirshops.

Der gesuchte Begriff lautet:

„Freizeitpark"

Ein Gegenstand wird gesucht,
der früher in Papierform üblich war.

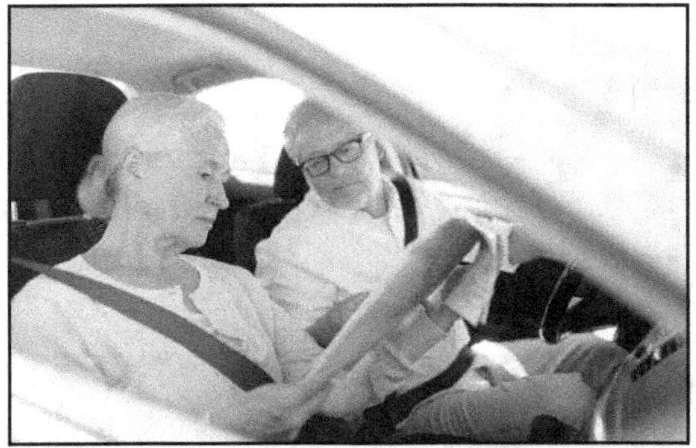

Buchstaben und Zahlen sind entschei-dend zur Verwendung dieser Sache.

Er ist in Buchläden, Reisezentren und Hotels erhältlich.

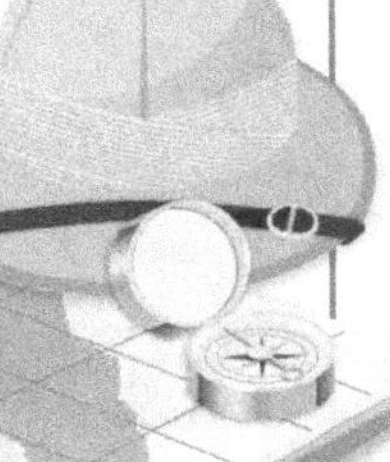

Frauen drehen ihn gerne in Laufrichtung, um ihn zu verwenden.

Heutzutage nutzen viele diese Orientierungshilfe auf dem Handy.

Dieser Gegenstand ist wichtig zur Orientierung in einem unbekannten Gebiet.

Der gesuchte Begriff lautet:

„Landkarte/Stadtplan"

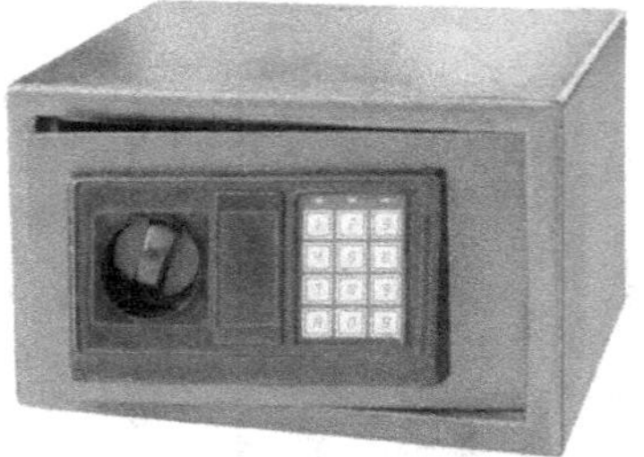

Manche Hotels bieten die Nutzung kostenlos im Zimmer an, andere gegen Bezahlung an der Rezeption.

Ein Schlüssel oder Zahlencode ist für die Verwendung notwendig.

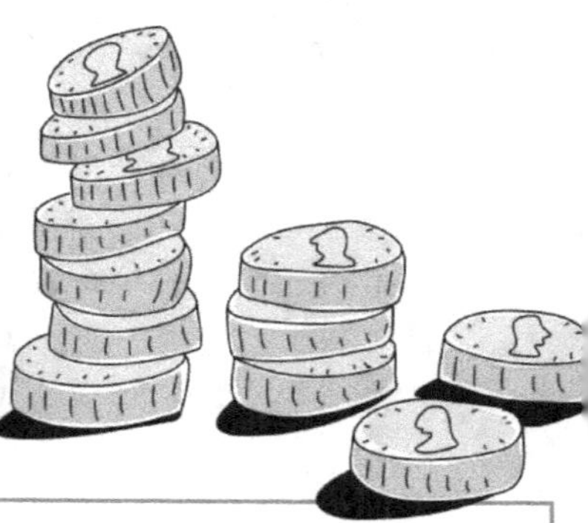

Vor allem Schmuck, Pässe und Bargeld werden in ihm sicher aufbewahrt.

Der gesuchte Gegenstand sorgt dafür, dass im Urlaub nichts fehlt.

Der Gegenstand ist auf jeder Urlaubsreise dabei.

Es gibt ihn in vielen Größen und Farben.

Moderne Ausführungen dieses Gegenstandes fahren auf Rädern.

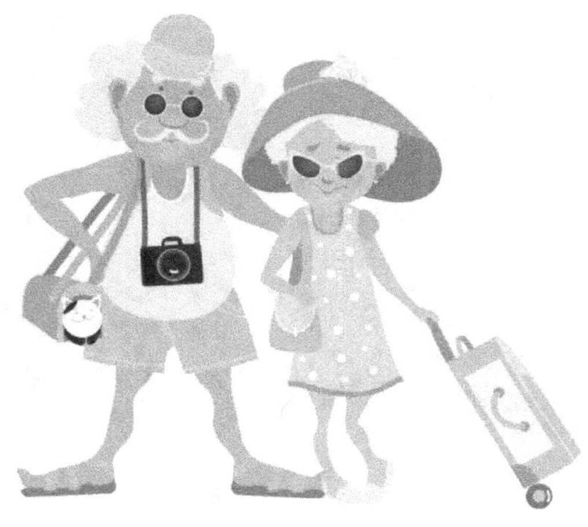

Am Flughafen erhält dieser Gegenstand ein eigenes Ticket.

Eine Floskel (nichtssagende Redensart) sagt, dass manche Menschen aus diesem Ding leben.

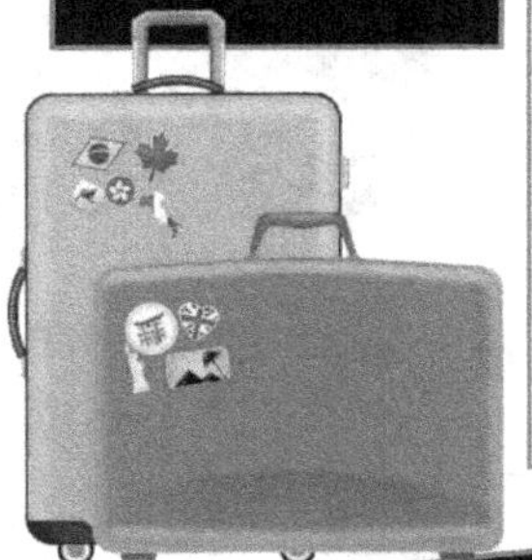

Der gesuchte Begriff lautet:

„Koffer (Reisegepäck)"

Der Gegenstand passt zusammengepresst in jeden Koffer.

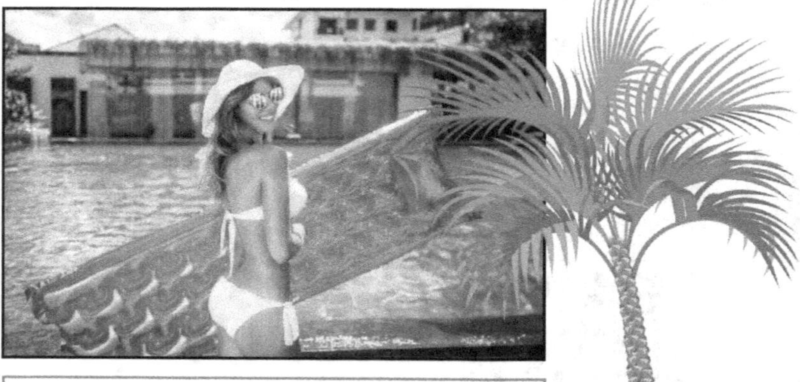

Manche Menschen schlafen auch auf diesem Gegenstand.

Auf dem Wasser hält dieser Gegenstand den Nutzer trocken.

Der gesuchte Gegenstand besteht meistens aus Pappe.

Er ist noch nicht gänzlich aus der Mode gekommen.

Das Gesuchte ist handlich und passt
in jede Handtasche und Briefkasten.

Es dient dazu, Daheimgebliebene zu grüßen.

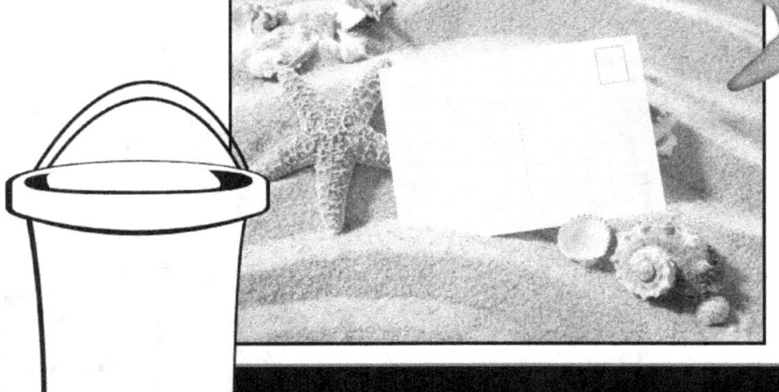

Mit dieser Sache
lassen sich Urlaubseindrücke verschenken.

Der gesuchte Gegenstand wird mit Porto verwendet.

Der gesuchte Begriff lautet:

„Postkarte"

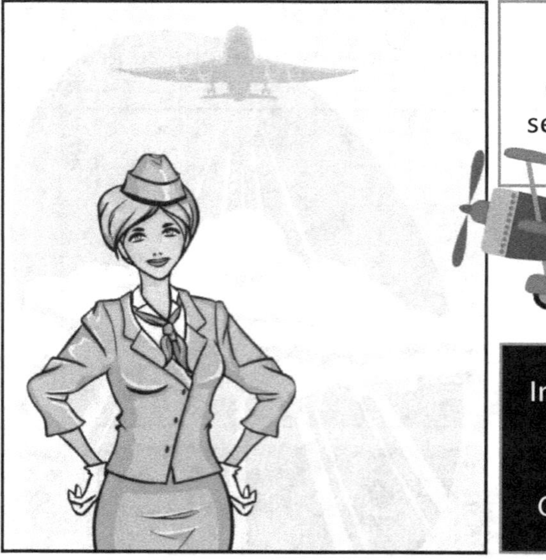

Der gesuchte Begriff lautet:

„Flugbegleiter/-in"

Die Benutzung dieses Ortes kostet Geld.

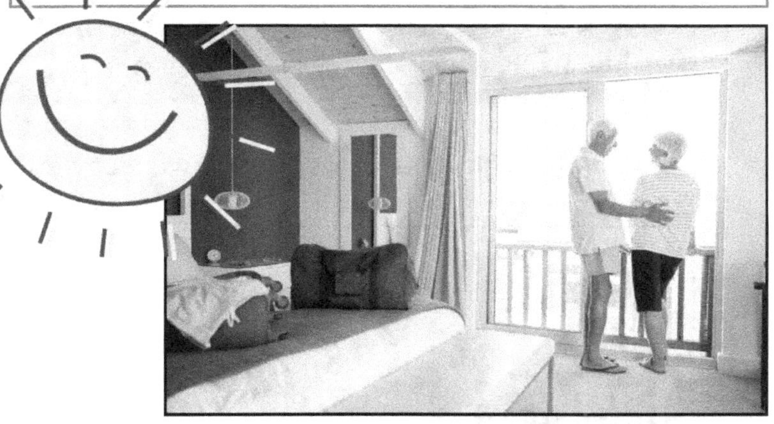

In einem einzigen Gebäude gibt es mehrere dieser Orte.

Der gesuchte Ort kann einfach oder komfortabel sein.

An dem gesuchten Ort gibt es oft einen Kühlschrank.

An diesen Ort können Gäste sich zum Schlafen zurückziehen.

Der gesuchte Begriff lautet:

„Hotelzimmer"

Diese Art von Urlaub befindet sich in der Natur.

Für diesen Urlaub kann ein Boot verwendet werden.

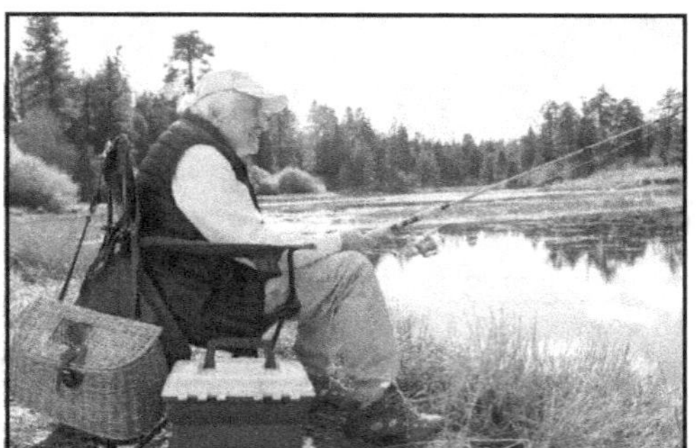

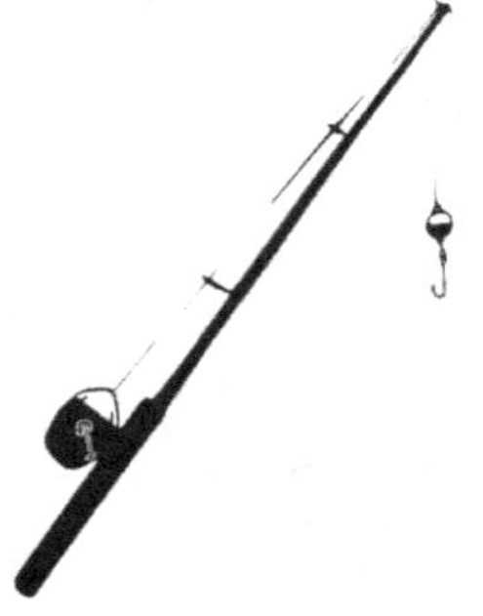

Wichtige Utensilien
für diese Urlaubsart sind Rute und Kescher.

Er kann in Drogerien, Apotheken oder im Supermarkt
gekauft werden.

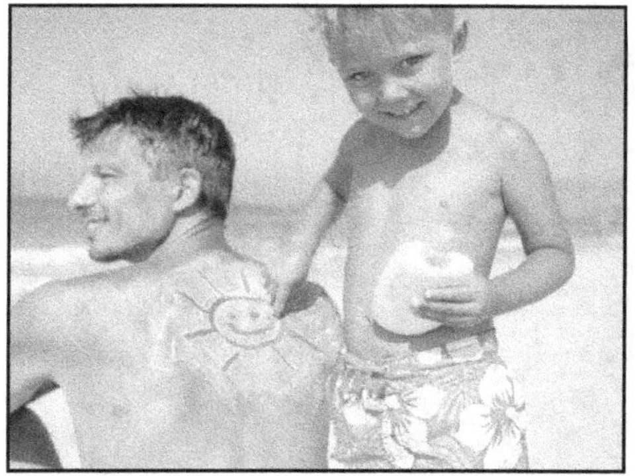

Diese Sache bedeckt die komplette Haut.

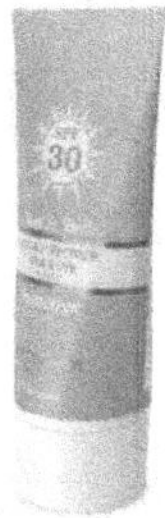

Diverse Stärken der Sache schützen
vor UV-Strahlung.

Gesucht wird eine Urlaubsart für Naturliebhaber.

Der Begriff
umfasst Strecken zu Fuß oder
im Auto.

Hobby-Fotografen
lieben diese Art von
Urlaub.

Früher wurde dieser
Urlaub zum Jagen
genutzt.

Während des Urlaubs trifft man auf viele Tiere.

Diese Urlaubsart wird gerne in Afrika gebucht.

Der gesuchte Begriff lautet:

„Safari"

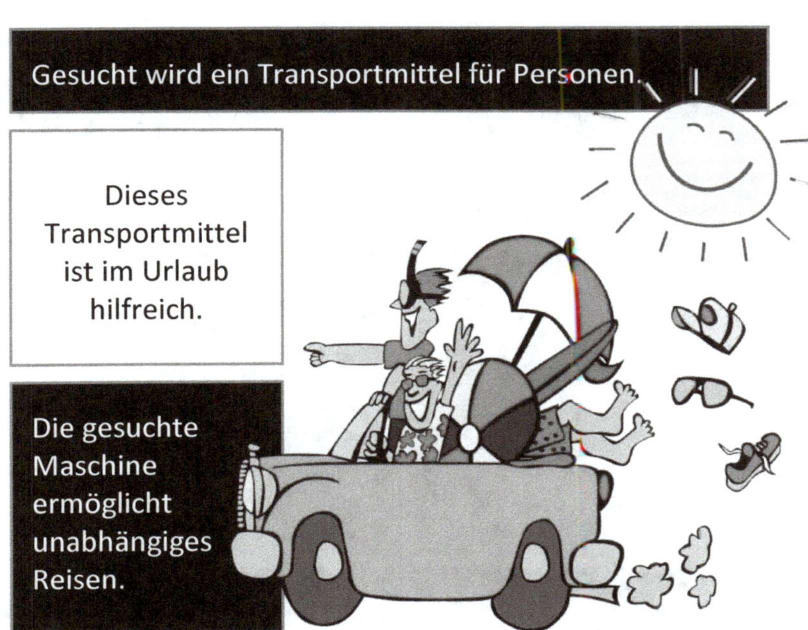

Es gibt verschiedene Größen und Modelle zur Auswahl.

Das Transportmittel kann Wochen
im Voraus gebucht werden.

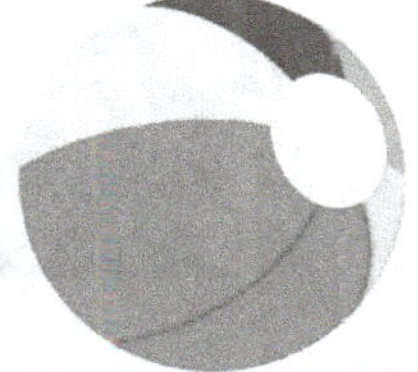

Der gesuchte Gegenstand wird ohne Fahrer gemietet.

Der gesuchte Begriff lautet:

„Leihwagen"

Gesucht werden Gegenstände, die eine Reise erst ermöglichen.

Der gesuchte Begriff umfasst mehrere Dinge.

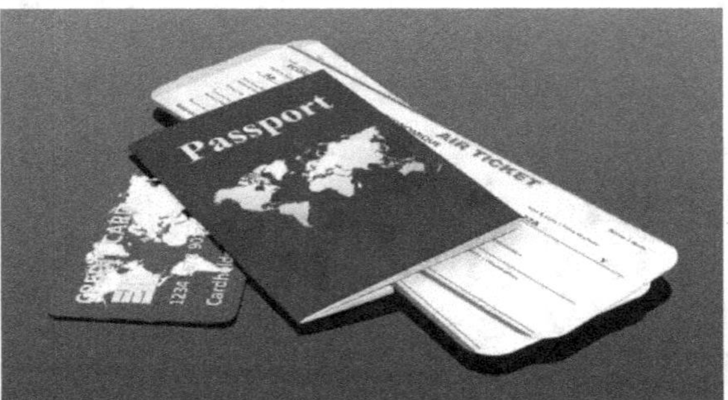

Diese Dinge bestehen vor allem aus Papier.

Diese Dokumente beweisen die Buchung der Reise.

Auf den Dokumenten
werden die wichtigsten Daten festgehalten.

Flugtickets, Reisepässe, Hotel- und Mietwagenbuchungen gehören zum gesuchten Begriff.

Der gesuchte Begriff lautet:

„Reiseunterlagen"

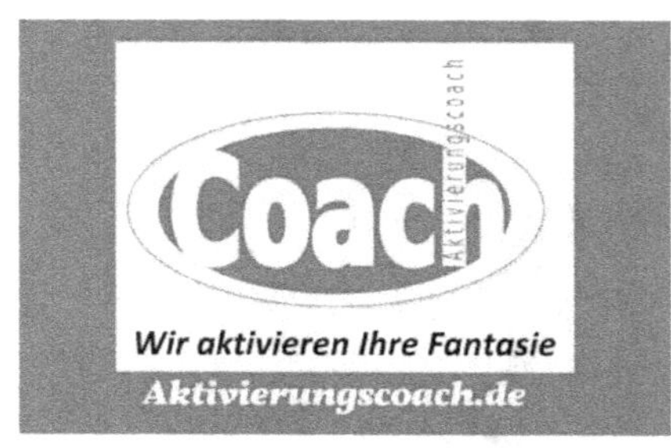

Quellenangabe:

Aktivierungscoach Autorenteam :

Autor der Umschreibungsfragen: S.K.W. / Pseudonym, Autor der Einleitung, Arbeitsanweisung und Klappentext: Denis Geier

Sehr geehrte Leserinnen und Leser,

stetig sind wir bemüht, Ihnen interessante und spannende Buchprojekte zu präsentieren. Dabei versuchen wir auch, Ihnen als freie Selfpublisher möglichst professionelle und unterhaltsame Texte anzubieten. Alle diese Texte werden mit großer Liebe und Hingabe erstellt und anschließend von einem professionellen Korrektor geprüft. Dennoch kann es vorkommen, dass sich der ein oder andere kleine Fehler trotz aller Sorgfalt eingeschlichen hat. Sollte dies der Fall sein, bitten wir, dies zu entschuldigen. Über eine kurze Info- bzw. Fehler-E-Mail würden wir uns freuen, sodass wir diesen Fehler zeitnah entfernen können.

Wir wünschen Ihnen weiter viel Vergnügen mit unseren Büchern und verbleiben mit freundlichen Grüßen

Denis Geier